DE

L'OCCLUSION INTESTINALE

DANS SES RAPPORTS AVEC LES

INFLAMMATIONS PÉRI-UTÉRINES

CHRONIQUES

PAR

Ange NOUËT.

PARIS

A. DERENNE, RUE SAINT-SÉVERIN, 25

1874

DE L'OCCLUSION INTESTINALE

DANS SES RAPPORTS AVEC LES

INFLAMMATIONS PÉRI-UTÉRINES

CHRONIQUES.

—

Les rapports du péritoine avec les organes contenus dans le bassin sont trop intimes pour qu'une inflammation développée dans ceux-ci ne se propage le plus souvent à la séreuse.

Les brides et les fausses membranes issues de cette péritonite établissent sur divers points de l'intestin des adhérences vicieuses, point de départ plus ou moins éloigné des accidents de l'occlusion intestinale.

Cette grave complication de la péritonite pelvienne comprend deux variétés organiques :

1° La rétention des matières intestinales, suite d'adhérences pelviennes et de flexions anguleuses de l'intestin ou *Engouement interne.*

2° La coarctation de l'intestin par des brides et des adhérences ou *Etranglement interne.*

Ces deux variétés d'occlusion intestinale appuyées de quelques observations seront étudiées séparément dans un chapitre.

DE L'OCCLUSION INTESTINALE

DANS SES RAPPORTS AVEC LES

INFLAMMATIONS PÉRI-UTÉRINES

CHRONIQUES.

—

Les rapports du péritoine avec les organes contenus dans le bassin sont trop intimes pour qu'une inflammation développée dans ceux-ci ne se propage le plus souvent à la séreuse.

Les brides et les fausses membranes issues de cette péritonite établissent sur divers points de l'intestin des adhérences vicieuses, point de départ plus ou moins éloigné des accidents de l'occlusion intestinale.

Cette grave complication de la péritonite pelvienne comprend deux variétés organiques :

1° La rétention des matières intestinales, suite d'adhérences pelviennes et de flexions anguleuses de l'intestin ou *Engouement interne.*

2° La coarctation de l'intestin par des brides et des adhérences ou *Etranglement interne.*

Ces deux variétés d'occlusion intestinale appuyées de quelques observations seront étudiées séparément dans un chapitre.

CHAPITRE PREMIER

RÉTENTION DES MATIÈRES INTESTINALES, SUITE D'ADHÉRENCES
PELVIENNES ET DE FLEXIONS ANGULEUSES DE L'INTESTIN
OU ENGOUEMENT INTERNE

L'engouement interne consiste dans l'accumulation et la stase des matières intestinales sans diminution notable du calibre du tube digestif.

Louis en a publié une observation des plus complètes dans les *Archives générales de Médecine* (1re série, t. XIV, p. 193).

C'est le seul fait de ce genre qu'il ait recueilli pendant six ans sur une masse de 3000 malades parmi laquelle 530 ont succombé.

M. Cossy rapporte cette observation dans son (1) *Mémoire sur une cause peu connue d'engouement interne de l'intestin*, et y joint cinq autres qui lui sont personnelles.

Nous donnons d'abord la relation du cas de Louis et nous y ajoutons trois observations extraites du Mémoire de M. Cossy.

---

1. *Mémoires de la Société d'observation*, 1856, t. III.

— 4 —

OBSERVATION I

ENGOUEMENT DE L'INTESTIN GRÊLE PAR SUITE DE L'ADHÉRENCE D'UNE PORTION DE L'ILÉON VOISINE DU CŒCUM A L'UTÉRUS, ETC... (*Louis*)

Il s'agit d'une femme de 31 ans, d'une constitution primitivement assez forte, qui fut prise, trois mois avant son entrée à la Charité, de douleurs vagues et mobiles dans le ventre, de nausées, de vomissements de bile, soif vive, et de quelques frissons suivis de chaleur forte. A l'exception des frissons, les symptômes avaient persisté dans les deux mois et demi qui suivirent; l'anorexie était complète, et il n'y avait de selles que par lavements. (*Le lait comme seul aliment; application de sangsues sur le ventre; pas de purgatifs.*)

Dans les quinze derniers jours, aggravation des symptômes, constipation opiniâtre qui résiste aux lavements, vomissements bilieux très-fréquents, ventre très-volumineux.

Le 1er mai, lendemain de l'entrée à l'hôpital; anxiété, figure souffrante mais non altérée, d'un rouge assez vif, cris plaintifs, intelligence nette. Langue rouge et sèche, soif vive, quelques nausées. Le ventre, volumineux, dépassait le niveau de la poitrine de plus d'un demi-pouce, était sonore partout, peu sensible à la pression, et, au moment de l'exaspération des douleurs qui étaient vives depuis quatre jours et s'exaspéraient à un intervalle assez rapproché, les circonvolutions intestinales se dessinaient largement à sa surface, supérieurement surtout. Constipation, chaleur peu élevée, pouls presque imperceptible, respiration peu accélérée, toux nulle. (*20 sangsues sur le ventre, lavement avec 80 grammes d'huile de ricin.*)

L'écoulement du sang fut médiocre; il n'y eut ni nausées, ni vomissements, ni selles.

Le 2, au matin, la figure est moins colorée, les traits sont calmes, non altérés; les douleurs moindres, le météorisme du ventre comme la veille. La langue est sèche et un peu rouge, le voile du palais est aussi d'un rouge assez vif à son pourtour; la respiration est un peu haute, le pouls presque insensible. (*Lav. purgatif, 4 pilules de calomel de un décigramme chacune.*)

La malade poussa des cris presque continuels, souffrit beaucoup le reste du jour; eut, au rapport de ses voisines, deux petites selles, beaucoup d'agitation et conserva sa connaissance, pour ainsi dire, jusqu'à la mort, qui arriva le lendemain matin à deux heures.

Ouverture du cadavre trente heures après la mort.

Maigreur extrême, ventre plus volumineux encore que pendant la vie.

Aucune altération de quelque importance dans les organes de la tête, du cou et de la poitrine. Nul épanchement dans l'abdomen. Les circonvolutions intestinales parfaitement libres, sans traces de fausses membranes, étaient larges, volumineuses, recouvraient l'estomac et refoulaient le diaphragme.

Il existe dans l'iléon, à peu de distance du cœcum, un obstacle au cours des matières fécales. L'intestin à ce niveau se portait presque verticalement de haut en bas dans le bassin vers l'utérus atrophié, adhérait à la face postérieure et latérale de ce dernier et à la face antérieure de l'ovaire droit par un tissu filamenteux très-dense, se repliait ensuite sur lui-même en arrière et à gauche dans une direction horizontale parallèle à la première, revenait bientôt encore sur lui-même à droite, pour se diriger ensuite en haut et s'aboucher après un court trajet dans le cœcum. Ces trois replis de l'iléon étaient unis entre eux par d'étroites adhérences, et représentaient assez bien par leur direction une espèce de Z dont les branches parallèles seraient rapprochées. La partie d'intestin qui leur correspondait avait environ quatre pouces de long, et l'on en comptait huit de leur terminaison au cœcum, en tout douze pouces depuis ce dernier jusqu'au point où commençaient les adhérences de l'iléon.

A l'intérieur, l'intestin grêle contenait une très-médiocre quantité de gaz et une énorme quantité de matières fécales dont les premières traces évidentes commençaient à quinze pouces du duodenum ; elles étaient verdâtres et pultacées. Depuis le duodenum jusqu'au point où commençaient les adhérences avec l'utérus, les parois de l'intestin étaient singulièrement élargies et épaissies ; mesurées à des distances égales, elles avaient à compter du duodenum, 5 pouces, 5 1/2, 6, 6, 6 1/2, 7, 6, 5 1/2 pouces de développement. Leur augmentation d'épaisseur était due presque entièrement à la membrane musculaire qui avait près d'un millimètre d'épaisseur dans la moitié voisine des adhérences, et donnait à cette partie une fermeté pareille à celle de l'estomac dans le voisinage du pylore.

La membrane muqueuse, doublée d'épaisseur était partout très-ramollie, et sur le bord libre des valvules conniventes qui étaient réduites à une simple crête, elle était criblée d'une foule de petites ulcérations de la largeur d'un grain de millet, ordinairement confluentes et formant une sorte d'ulcération linéaire comme les grains d'un chapelet. D'autres ulcérations irrégulières, ovalaires, de 2 à 4 lignes de surface, à fond formé pour la plupart par la tunique musculaire, existaient dans l'intestin grêle, à savoir : 3 à sa partie moyenne, et 30 dans les 18 pouces qui précédaient immédiatement l'obstacle. — La partie de l'iléon, étendue depuis ce dernier point inclusivement jusqu'au cœcum, avait son calibre ordinaire, et contenait une assez grande quantité de matières fécales analogues à celles décrites plus haut. Vis-à-vis l'adhérence avec l'ovaire, l'intestin était froncé dans le sens de la longueur, l'ovaire étant moitié moins long que la portion d'intestin qui lui correspondait: la membrane muqueuse était légèrement roussâtre, un peu ramollie et offrait dix ulcérations en tout semblables à celles décrites

ci–dessus. Une onzième, beaucoup plus considérable, d'un pouce de diamètre environ, très-inégale, comme formée de la réunion de beaucoup de petites ulcérations, occupait une plaque de Peyer, tandis que les autres se rencontraient dans toutes les autres parties de l'intestin.

Les glandes mésentériques étaient d'un rouge brun, volumineuses un peu ramollies.

Rien de bien particulier dans le gros intestin.

L'estomac est d'un volume médiocre et contient une fort petite quantité de liquide au-dessous du cardia; antérieurement il y a une surface blanche de la largeur de la paume de la main, puis au grand cul-de-sac et au-delà, des bandes blanches de 2 ou 3 pouces de longueur sur autant de lignes de largeur, où la membrane muqueuse très-ramollie est amincie ou détruite. Dans les intervalles, cette membrane est d'une couleur jaune, d'une épaisseur et d'une consistance médiocres. Le long de la grande courbure, dans une surface de 15 à 20 pouces, la muqueuse est grisâtre et un peu mamelonnée. Cette membrane est amincie et très-ramollie, ou entièrement détruite dans les 3/4 inférieurs de l'œsophage.

Rien de bien remarquable dans les autres organes.

OBSERVATION II.

Engouement incomplet de l'intestin grêle causé par l'adhérence de divers points de la moitié inférieure de l'iléon au détroit inférieur du bassin, ainsi qu'à un kyste séreux de l'ovaire droit etc.... (*Observation de M. Cossy*).

Une cuisinière de 35 ans, blonde, grande et forte, d'une bonne santé habituelle, entre à l'hôpital Beaujon, dans la division de M. Louis le 13 février 1843.

Sept semaines avant cette dernière époque, cette femme, enceinte pour la troisième fois, fit une fausse couche à 2 mois 1/2 environ. L'avortement, qui eut lieu au troisième jour d'un voyage en voiture, s'accompagna d'hémorrhagie médiocrement abondante ; mais à dater de ce moment, elle fut constamment malade plus ou moins. Dans les trois semaines qui suivirent l'accident, sensation de poids et douleurs sourdes dans le bas-ventre avec tumeur dans cette région, constatée, dit-elle, par le médecin qui la soignait. Il y avait encore un léger appétit, les selles étaient naturelles et l'écoulement vaginal était médiocrement abondant. Au bout des trois semaines en question, un mois avant l'entrée, apparition de coliques souvent très-intenses dans tout le ventre, avec augmentation notable et permanente de son volume ; perte de l'appétit, selles très-liquides, rares et très-peu abondantes, nausées fréquentes sans vomissement. Ces divers accidents persistèrent, tantôt plus, tantôt moins marqués ; la malade s'affaiblit, perdit son embonpoint et garda constamment le lit sans faire aucun traitement actif.

A son entrée à l'hôpital (13 février), elle est dans le décubitus

dorsal ; elle est maigre et très-faible ; l'intelligence et les sens sont à l'état normal. La langue est médiocrement humide, nette et rouge à la pointe, jaune en arrière ; la bouche est amère, l'appétit nul, la soif médiocre. Pas de vomissements, mais nausées fréquentes, surtout pendant les coliques ou lorsque la malade se remue. Le ventre est très-gros, uniformément tendu, indolent à la pression, et donne un son tympanique dans toutes ses parties, l'hypogastre excepté. Dans cette région, on sent une résistance arrondie, peu sonore, qui dépasse de quatre travers de doigt environ le rebord du pubis.

Par intervalles irréguliers surviennent des coliques intenses occupant toute la région moyenne du ventre, plus intenses à gauche, et pendant la durée desquelles on voit se former des bosselures sonores bien prononcées, qui se dessinent un instant sur la paroi abdominale, puis disparaissent bientôt, et s'accompagnent d'un bruyant glouglou ou d'un volumineux bouillonnement indiquant la collision de liquïdes et de gaz dans l'intestin dilaté. Depuis 4 ou 5 jours, il y a de 1 à 3 selles, très-liquides et très-peu abondantes, dans les 24 heures ; à peine quelques gaz par l'anus ; écoulement vaginal léger ; seins affaissés ; la respiration est normale, ainsi que les battements du cœur. Le pouls est à 100 ; la chaleur douce et humide. (*Riz gommé ; pot. gom. avec op. 0,03 ; fomentations émollientes sur le ventre ; diète*).

A partir de ce premier examen jusqu'au 31 mars où la malade succomba dans un état de maigreur et de faiblesse extrêmes, les symptômes varièrent assez peu. Ainsi le ventre conserva jusqu'à la fin un météorisme considérable avec relief d'abord momentané puis permanent des anses intestinales à sa surface. Les coliques ne se calmèrent un peu que dans les 8 ou 10 derniers jours ; la bouche resta amère, la langue jaunâtre, les nausées persistèrent et en outre il y eut du 23 février, au 9 mars, des vomissements de matières vertes et amères. A quelques exceptions près, il y eut chaque jour 1 ou 2 selles très-liquides, peu abondantes et sans ténesme. Le pouls, d'abord à 90, monta ensuite 100-104, et ne dépassa ce dernier chiffre que momentanément de manière à atteindre une fois 116, une autre fois 120 pulsations.

Il n'y eut de troubles du système nerveux que dans les derniers jours, où il survint un peu de délire.

Ouverture du cadavre 32 heures après la mort.

La maigreur est excessive, le ventre moins gros que pendant la vie.

Les organes de la tête et de la poitrine examinés avec soin et détail, n'offrent aucune altération notable.

Abdomen. Pas d'épanchement dans le péritoine ; dilatation considérable de l'intestin grêle dont plusieurs anses concourent à former les parois d'un foyer situé dans l'excavation pelvienne, et qui sera décrit tout-à-l'heure.

L'excavation du bassin est plus qu'à moitié remplie par une tumeur qui occupe toute sa moitié droite, s'avance même de manière à dépasser à gauche la ligne médiane, et remonte supérieurement jusqu'au niveau de l'angle sacro-vertébral.

Cette tumeur qui est ovoïde, fluctuante, n'est autre qu'un kyste séreux de l'ovaire droit. Ce kyste, non cloisonné, contient un liquide limpide et citrin, d'une odeur fade, et ses parois, épaisses de 1 millimètre sont formées par l'adossement de deux membranes, l'une externe, plus épaisse, opaque, fibro-celluleuse, l'autre interne, transparente, et d'une excessive ténuité. Le tissu de l'ovaire droit a complètement disparu. A gauche, ainsi qu'en avant de ce kyste, l'excavation du bassin est transformée en un foyer anfractueux, plein d'un liquide verdâtre et jaunâtre, opaque et très-fétide. Ce foyer qui est formé dans le péritoine pelvien est borné supérieurement par des anses d'intestin grêle qui adhèrent entre elles ainsi qu'au kyste décrit et au pourtour du détroit supérieur du bassin, au moyen de fausses membranes assez molles, blanchâtres ou grisâtres. En suivant l'intestin grêle de bas en haut à partir du cœcum, voici ce que l'on observe : le premier pied est libre sans hypertrophie de ses parois et a son calibre ordinaire. Au-delà, dans la longueur de 2 pieds, l'intestin adhère comme il vient d'être dit, en formant de nombreuses sinuosités et des coudes anguleux; mais il a conservé son calibre ordinaire et l'épaisseur normale de ses parois. Plus haut, dans la longueur de 3 pieds, les circonvolutions sont libres d'adhérences, ne concourent pas à former le foyer pelvien, et offrent une dilatation notable (12 centimètres de circonférence) avec épaississement bien prononcé des parois intestinales, dû surtout à la tunique musculaire. Enfin, au-delà de cette portion libre, toujours en s'éloignant du cœcum, on rencontre de nouveau des anses intestinales adhérentes. Elles sont au nombre de trois et avoisinent l'S iliaque du colon. L'une d'elles adhère à ce dernier intestin ; une autre largement perforée à sa partie la plus déclive qui atteint le niveau du détroit supérieur du bassin, s'ouvre dans le foyer, à côté d'une perforation également très-large de l'S iliaque. Enfin les 3/5 supérieurs environ de l'intestin grêle sont entièrement libres d'adhérences, offrent à l'extérieur une couleur rosée, un calibre uniforme et bien plus considérable qu'à l'ordinaire (12 à 14 cent.) et une hypertrophie très-manifeste de la tunique musculeuse. L'hypertrophie et la dilatation en question vont en diminuant à mesure qu'on remonte, et sont enfin à peine marquées au niveau des premiers pieds du jéjunum. L'intestin grêle contient une assez grande quantité de matières jaunâtres très-liquides, quelques gaz et pas de matières solides. Quant à sa membrane muqueuse, elle est rosée et s'enlève par lambeaux d'environ 5 millimètres dans les portions libres et dilatées ; elle est au contraire ardoisée et très-molle dans les anses adhérentes. Elle n'est nulle part ulcérée, sauf au niveau de la perforation mentionnée ci-dessus, laquelle semble évidemment avoir procédé de l'extérieur à l'intérieur, la membrane muqueuse étant détruite dans une moindre étendue que les membranes les plus externes.

Le gros intestin n'offre rien de bien remarquable. Il n'est pas dilaté et ne contient qu'une petite quantité de matières demi-liquides.

Sa membrane muqueuse est pâle, un peu molle, et n'est ulcérée qu'au niveau de la perforation de l'S iliaque mentionnée plus haut. Cette perforation est ovalaire, longue de trois centimètres, à bords frangés ; elle fait communiquer largement l'intestin avec le foyer du bassin, et, de même que celle de l'intestin grêle, elle semble avoir procédé de l'extérieur à l'intérieur.

L'estomac est un peu volumineux et n'a pas été ouvert. Le foie est un peu gros, jaune pâle et graisse fortement le scalpel.

La rate, les reins, la vessie, l'utérus, l'ovaire gauche n'offrent rien de particulier.

OBSERVATION III

OBSTACLE AU COURS DES MATIÈRES FÉCALES PAR SUITE DE L'ADHÉRENCE
DE L'S ILIAQUE DU COLON A L'UTÉRUS CANCÉREUX (*M. Cossy*)

Une blanchisseuse de 56 ans entre à l'hôpital Beaujon, division
de M. Louis, le 21 février 1845 ; elle est d'une taille moyenne,
d'une constitution médiocrement forte et n'a jamais éprouvé de
maladie semblable à celle qui l'amène actuellement à l'hôpital.

Depuis environ 4 ans, elle éprouvait de la pesanteur au fondement,
des douleurs dans le bas-ventre, et de temps en temps une légère
perte utérine avec quelques flueurs blanches dans les intervalles.

Quinze jours avant l'entrée, étant d'ailleurs assez bien, et n'ayant pas
eu de perte utérine depuis plusieurs semaines, les selles jusqu'alors
régulières, bien qu'un peu difficiles, surtout depuis 3 mois, se supprimèrent entièrement. Depuis lors, jusqu'à l'entrée à l'hôpital, la suppression complète des règles persiste, s'accompagne d'un peu d'anorexie, d'une augmentation croissante dans le volume du ventre, qui
reste indolent, le tout *sans vomissements.* Il n'y eut même quelques
nausées que l'un des premiers jours.

Le lendemain de l'entrée (22 février) on note une très-légère teinte
jaune-paille de la peau, avec maigreur et flaccidité marquée des chairs.
L'intelligence, les sens, les organes de la circulation et de la respiration sont à l'état normal. Langue nette, médiocrement humide ;
inappétence, sans envies de dormir, sans renvois gazeux par la bouche.
Le ventre est très-volumineux, tendu, donnant partout un son tympanique ; au-dessous de l'ombilic, des anses intestinales, transversa-
lement dirigées, font un relief marqué. La pression de l'abdomen est
presque indolente, et la malade n'y accuse que par intervalles des

coliques d'ailleurs peu intenses. Ni selles, ni vents par l'anus. Urines faciles. Chaleur naturelle ; pouls lent, régulier, à 72 pulsations. (*Limonade, potion gommeuse avec huile de croton tigl. gutt. iij ; lavement purgatif avec 50 gr. sulf. de soude ; diète*).

Le 23 février, ni vomissements ni selles ; coliques plus fortes (même prescription ; de plus, fomentations froides sur le ventre).

Le 24, même état, sauf que la tension du ventre est plus forte ; le relief des anses intestinales plus marqué, et les borborygmes qui accompagnent les coliques plus bruyants. Pouls calme, chaleur naturelle (*Infusion de tilleul ; 2 lavements de tabac portés avec une sonde œsophagienne aussi haut que possible ; glace sur le ventre*).

Les lavements injectés par la sonde, qui n'a pu pénétrer qu'à la profondeur de 12 cent., sortent aussitôt sans entraîner de matières fécales. Le toucher anal ne fait constater rien autre qu'une augmentation de volume du corps de l'utérus. Le toucher par le vaginest très-douloureux ; le doigt n'y pénètre qu'avec difficulté, et l'on y renonce aussitôt.

Le soir, *une pilule contenant gutt. j. d'huile de croton tiglium*.

25 février. Ce matin, deux selles abondantes, liquides, avec quelques matières dures et peu volumineuses. Actuellement, l'anxiété est plus grande que la veille, et la figure un peu fatiguée sans autre altération. La malade ne se sent nullement soulagée ; contre son habitude, elle est impatiente et demande qu'on la laisse tranquille. De temps en temps, elle rend quelques vents par la bouche ; la tension du ventre semble augmenter encore ; la fièvre est nulle (*Tilleul ; 2 pilules avec huile de croton gutt. j. dans chacune ; lavem. froids ; glace sur le ventre*).

Les deux pilules sont aussitôt rejetées par le vomissement, et dans la journée il y a eu six autres vomissements de matières liquides verdâtres et jaunâtres, dont la saveur n'a pas été remarquée par la malade. Langue assez nette, mais collante, soif médiocre. Quelques coliques, médiocrement douloureuses, accompagnées d'un gargouillement bruyant ; météorisme considérable ; pas de selles. Chaleur à peu près naturelle, pouls à 100, étroit, régulier. L'amaigrissement est très-notable depuis l'entrée à l'hôpital.

Les 26 et 27 février, la malade va en s'affaiblissant de plus en plus, et le 28, à 7 heures du matin, elle succombe sans avoir eu de nouvelles évacuations.

Ouverture du cadavre 25 heures après la mort.

Roideur médiocre et générale ; maigreur notable mais pas excessive ; abdomen tendu et ballonné comme pendant la vie.

Les organes de la tête et de la poitrine sont à l'état normal. Ils ont été examinés avec soin dans toutes leurs parties.

Abdomen. — Pas d'épanchement dans le péritoine. Toute la masse de l'intestin grêle et le gros intestin surtout présentent un volume énorme, une couleur rougeâtre terne, et, à l'exception de ce que l'on verra dans le bassin, une seule adhérence. Celle-ci unit une portion de la face supérieure gauche du cœcum à l'une des circonvolutions de l'iléon. L'adhésion a lieu au moyen de fausses membranes molles, jaunâtres et noirâtres, qui circonscrivent un très-petit foyer rempli en partie par un liquide jaunâtre, d'odeur fécale et qui communique largement avec le cœcum par une perforation arrondie de 5 millim. de diamètre. A ce niveau l'intestin grêle n'est pas perforé.

L'estomac, caché profondément derrière l'arc du colon, est petit et presque vide. Sa membrane muqueuse est pâle, non mamelonnée, et fournit des lambeaux de 5 millim. au grand cul-de-sac et à peu près doubles ailleurs. L'intestin grêle, dans toute son étendue, à l'exception peut-être du duodenum est dilaté et épaissi, et cela d'autant plus qu'on s'approche davantage de sa terminaison. L'augmentation d'épaisseur est presque exclusivement due à l'hypertrophie du plan charnu ; quant à la membrane muqueuse elle est mince, rosée, offre partout un aspect finement chagriné et fournit des lambeaux de 15 millim. dans les parties supérieures de l'intestin et de 5 à 10 millim. seulement dans son tiers inférieur. Un peu de saillie des valvules conniventes par suite de l'hypertrophie légère du tissu cellulaire situé à leur base ; pas de follicules saillants, pas d'ulcérations, à l'exception de deux petites érosions très-superficielles dans l'avant-dernier pied de l'iléon.

Le gros intestin est énorme et contient une grande quantité de matières en bouillie épaisse, jaune verdâtre, et une petite quantité de gaz. La circonférence maximum du cœcum est de 26 centim., ses parois, à sa face antérieure, sont très-minces (moins d'un millim.) et présentent une légère teinte sombre qu'on ne retrouve pas ailleurs. Sa membrane muqueuse, ailleurs mince et d'un rose uniforme, offre, au pourtour de la perforation mentionnée plus haut, une zône de 1 centimètre au moins où elle est rouge foncé, très-molle, et, dans un point elle a même une teinte décidément gris cendré et une odeur gangréneuse.

Les colons ascendant, transverse et descendant, la partie supérieure de l'S iliaque, ont une circonférence qui varie entre 14 et 16 centim. En même temps que leur calibre est augmenté, leur longueur l'est également, car l'arc du colon forme une vaste courbe à convexité inférieure, de façon que sa partie moyenne se trouve au-dessous du niveau de l'ombilic.

Partout l'épaisseur des parois des colons est augmentée (0^m,002) par suite de l'hypertrophie du plan musculeux. Quant à la membrane muqueuse, elle est d'un rouge clair uniforme, lisse, mince, non ulcérée et d'une bonne consistance (lambeaux de 0^m,05).

L'S iliaque du colon conserve son excès de calibre jusqu'au moment où, plongeant dans le bassin pour se continuer avec le rectum, elle arrive au niveau du fond de l'utérus. Arrivé là, l'intestin se rétrécit tout-à-coup et offre ultérieurement un trajet très-remarquable. Il se porte d'abord en bas et à droite derrière le corps de l'utérus ; arrivé au fond du cul-de-sac que forme le péritoine en se réfléchissant de l'utérus sur le rectum, il se coude brusquement, à angle fort aigu, pour se porter en haut parallèlement à cette première portion au côté gauche de laquelle elle est accolée ; puis, après un trajet de 5 centim. il forme un deuxième coude un peu moins anguleux que le premier, redescend, et enfin traverse le plancher du bassin pour se terminer à l'anus. Dans ce trajet sinueux, l'intestin, au lieu d'être libre, est entièrement plongé au milieu de fausses membranes blanchâtres et grisâtres assez molles, pour la plupart, et qui unissent toute la face postérieure du corps de l'utérus au péritoine qui tapisse le rectum et la paroi postérieure du bassin. Ses parois sont revenues sur elles-mêmes comme dans un intestin à l'état de vacuité ; mais elles ne sont nullement altérées, et ses diverses membranes ont tous les caractères de l'état normal. Elles sont souples et extensibles ; le doigt pénètre aisément dans l'intestin et le dilate avec facilité. A l'intérieur, cette portion sinueuse ne contient qu'un peu de mucus jaunâtre, et sa membrane muqueuse, qui est pâle, non ulcérée, n'offre à noter que des plis longitudinaux qui s'effacent par la distension.

L'utérus volumineux, d'une forme ovoïde, présente 12 centim. de largeur à son fond et autant en longueur ; son col est atrophié, et son canal complètement oblitéré. En incisant le corps de cet organe, il s'écoule un liquide rouge et très-clair, comme de l'eau sanguinolente. On voit alors que la cavité utérine pourrait contenir un très-gros œuf, qu'elle est irrégulière, anfractueuse, et parcourue par une foule de brides ou de colonnes dirigées en divers sens et qui lui donnent exactement l'aspect de certaines cavernes tuberculeuses des poumons. Ces espèces de colonnes fournies par le tissu utérin, pâle et un peu jaunâtre, circonscrivent entre elles des aréoles irrégulières, les unes vides, les autres occupées en totalité ou en partie par des noyaux d'une matière d'un blanc-jaunâtre, friable, donnant sous la pression un suc laiteux et qui s'énucléent aisément. Les parois utérines ainsi altérées ont une épaisseur très-variable, de 10 à 15 millim. en avant et sur les côtés, et en arrière de 1 à 3 millim. seulement. Même, en quelques points de cette face postérieure, la paroi est complètement détruite et la perte de substance est bouchée par les adhérences qui l'unissaient à la portion sinueuse d'intestin décrite tout-à-l'heure. Les parois utérines, ainsi que leur coupe le démontre, sont formées par une infinité de noyaux cancéreux de 5 à 10 millim. de diamètre, pareils à ceux déjà décrits, bien enkystés et séparés les uns des autres par de faibles quantités du tissu primitif, qui est pâle et jaunâtre.

Le vagin est plus court qu'à l'ordinaire, très-étroit à son entrée, et à peu près complètement oblitéré dans sa moitié profonde. Sa surface interne est plissée, pâle ; ses parois sont peu consistantes et formées d'un tissu blanc jaunâtre, assez friable, sans trace de tissu érectile.

La vessie, les reins, la rate, le foie ne présentent rien de particulier. La vésicule biliaire est remarquable par son ampleur : elle a 12 centim. de son fond à son col et est remplie de bile noire et filante. Les canaux cystique et cholédoque sont parfaitement perméables.

§ I. — Pathogénie et Étiologie

La nature de l'engouement interne n'est pas encore bien connue.

Des exsudats plastiques originaires d'une inflammation péritonéale antérieure établissent des adhérences pelviennes qui fixent l'intestin dans une situation et une direction vicieuses (flexions anguleuses, torsions). Les mouvements péristaltiques de cet organe sont ainsi gênés ou même abolis et les matières fécales s'accumulent et finissent par s'arrêter dans le tube digestif inerte.

L'engouement ainsi constitué relève directement du fait des adhérences intestinales dans l'excavation du bassin plutôt que de leur grande étendue.

Mais il est des cas dans lesquels ces adhérences ont pré-existé aux accidents d'engouement pendant un temps plus ou moins long, et où, malgré leur persistance, le cours des selles a été possible. On ne peut donc leur attribuer que le rôle de *cause prédisposante*.

Quant aux conditions qui mettent en jeu cette prédispo-sition, elles résident probablement dans les changements de régime de la malade capables de favoriser ou d'entretenir la constipation. Ainsi, elle pourrait être écartée par une alimentation dont les matériaux laissent peu de résidus, tandis qu'elle s'exercerait promptement par l'usage de substances qui donnent des excréments solides et copieux.

§ II. — Anatomie Pathologique

Les trois points suivants sont à considérer dans l'anatomie pathologique :

1° Conservation du calibre de l'intestin.

2° Adhérences dans le bassin.

3° Dilatation et hypertrophie des parois intestinales au-dessus des adhérences.

Conservation du calibre de l'intestin. — L'autopsie n'a montré chez aucun sujet une diminution quelconque réelle dans le calibre de l'intestin, même au niveau des adhérences pelviennes. Point d'invagination ; point de corps étrangers, rien enfin de ce qui peut mettre obstacle au cours des matières.

Adhérences dans le bassin. — La fin de l'iléon chez les deux premiers sujets, et chez le troisième, l'S iliaque *adhéraient dans le bassin.* Dans deux cas, l'adhésion avait lieu avec l'utérus (obs. I et III) ; dans le troisième (obs. II) elle se faisait avec divers points du détroit supérieur, et en outre avec un kyste séreux de l'ovaire droit.

Anciennes dans un cas (obs. I), ces adhérences, chez les autres sujets, étaient beaucoup plus récentes, et provenaient d'une pelvi-péritonite ayant son point de départ dans un kyste séreux de l'ovaire droit (obs. II) ou dans un cancer de l'utérus qui avait perforé la paroi postérieure de cet organe et pénétré dans le cul-de-sac recto-vaginal (obs. III).

Les portions adhérentes de l'intestin avaient, dans tous les cas, une *direction* très-sinueuse, et offraient des coudes anguleux et des tiraillements forcés qui avaient dû entraver à ce niveau l'action de ses fibres musculaires tant longitudinales que circulaires.

Quant à la *longueur* de la portion adhérente, elle variait beaucoup. Ainsi dans un cas (obs. I), l'intestin n'était fixé que dans le court espace de 10 ou 15 centimètres. Mais il était replié suivant une double courbure très-anguleuse rappelant la lettre Z, dont les branches seraient très-rapprochées. Dans l'observation II, ces adhérences occupaient une portion assez considérable de la deuxième moitié de l'iléon dont les anses très-sinueuses adhéraient soit entre elles soit à divers points du détroit supérieur du bassin.

Au niveau même des adhérences pelviennes, l'intestin dont le calibre n'avait pas diminué avait conservé l'épaisseur normale de ses parois. Ce fait s'observe dans les trois observations. Mais la muqueuse était rougeâtre ou grisâtre et très-molle chez presque tous les sujets ; dans un cas seulement (obs. III) elle était saine et pâle. Enfin dans l'observation de Louis elle était ulcérée.

Dilatation et hypertrophie des parois intestinales au-dessus des adhérences. — *Au-dessus* des adhérences pelviennes, dans l'abdomen proprement dit, l'intestin était *dilaté* et *hypertrophié* chez tous les sujets.

La dilatation atteignait presque le duodenum, d'autant moins prononcée qu'on s'éloignait davantage des adhérences en remontant vers l'estomac. Chez le sujet de Louis, l'intestin grêle avait l'énorme circonférence de 7 pouces, et dans un autre cas, (obs. III) celui dans lequel l'obstacle siégeait dans l'S iliaque, le gros intestin, le cœcum surtout, avait acquis un énorme calibre.

A côté de cette dilatation, on notait un *épaississement* des parois intestinales double, triple, quadruple, ou même plus de l'état normal. Chez un seul sujet, celui de l'observation III, le cœcum distendu outre mesure par les matières fécales, offrait un amincissement avec perforation gangréneuse d'un point de ses parois. L'augmentation d'épaisseur était due *presque exclusivement* à l'hypertrophie de la tunique musculeuse de l'intestin. Le tissu cellulaire sous-muqueux y participait aussi, mais pour une bien moins grande part.

L'état de la muqueuse dans ces mêmes portions était assez différent suivant les sujets. Ulcérée dans le fait de Louis, elle était mince, jaune rosé ou grisâtre, non ulcérée, mais molle, chez les autres sujets. Enfin dans l'observation III, cette membrane bien consistante, non ulcérée dans l'intestin grêle, présentait dans le gros intestin l'altération gangréneuse du cœcum avec perforation, dont il a été question plus haut.

Reste à établir une relation entre toutes ces lésions et le phénomène de l'engouement. M. Cossy pour y arriver a réuni 30 cas de péritonite aiguë ou chronique dans lesquels des adhérences intestinales étendues siégeaient dans l'abdomen proprement dit. Il n'y a observé ni l'arrêt des matières fécales, ni la dilatation avec hypertrophie des parois qui en résulte, malgré la grande étendue des adhérences. Il semblerait donc que la rétention stercorale ne dépend pas de l'étendue des adhérences intestinales.

D'un autre côté, *dans aucun de ces cas*, M. Cossy n'a vu des anses déclives dans l'excavation pelvienne et adhérentes soit aux parois de cette excavation soit aux organes qui y sont contenus. L'adhérence pelvienne existait au contraire chez tous les sujets dont ce même auteur a donné l'histoire, circonstance qui l'autorisait à établir que : *le fait d'adhérences de l'intestin dans l'excavation du bassin constitue la cause ou au moins l'une des causes de l'engouement interne.*

Une telle disposition ne peut qu'être nuisible à la circulation des matières fécales. Cette nocuité des adhérences ressort facilement de l'examen des obstacles contre lesquels l'intestin doit lutter. Ces obstacles sont les suivants :

1° Adhérence à des organes résistants, fixes ou tout au moins assez peu mobiles pour ne pouvoir se prêter au jeu des fibres musculaires de la portion adhérente de l'intestin.

2° Situation profonde qui soustrait ce dernier à la pression physiologique directe de la paroi abdominale antérieure et aux mouvements que cette dernière aurait pu lui imprimer.

3° Nécessité ponr les matières fécales de progresser pendant un certain trajet, de bas en haut, plus ou moins contre les lois de la pesanteur, pour parvenir dans le cœcum.

Toutes ces conditions fâcheuses étaient favorisées chez

le sujet de Louis par la sinuosité des anses intestinales,
adhérentes, et chez le sujet de l'observation II par la dissé-
mination sur une certaine longueur du tube digestif de plusieurs points adhérents un peu rapprochés.

§ III. — Symptomes et Diagnostic.

Une constipation opiniâtre avait précédé l'engouement
chez deux malades, celles des observations I et III, et ce
n'avait été qu'au bout de 10 semaines que chez l'une et
l'autre cette grave complication était survenue.

Dès lors, la stase stercorale persista jusqu'au dernier
moment, en dépit des moyens employés, à l'exception tou-
tefois de deux selles rendues peu de temps avant la mort
par le sujet de l'observation III.

Seule, la malade de l'observation II n'avait pas cessé
d'avoir des selles. Mais le météorisme permanent observé
pendant la vie, et surtout les lésions caractéristiques de
l'intestin trouvées après la mort prouvaient que la circulation des matières intestinales était gênée, malgré la persistance des évacuations. Celle-ci était probablement due
à la communication établie entre l'iléon et l'S iliaque par
l'intermédiaire du foyer purulent qui occupait le côté gauche de l'excavation du bassin.

L'état du ventre était notablement modifié chez les trois
malades. Il était le siège d'un météorisme très-considérable
chez deux d'entre elles (obs. I et III) assez considérable
même pour empêcher de reconnaître, d'après son siège, le

point du tube digestif où siégeait l'obstacle au cours des matières.

. L'abdomen offrait peu ou point de *sensibilité à la pression* ;. mais il y avait dans tous les cas des *coliques* plus ou moins vives pendant la durée desquelles des circonvolutions intestinales se dessinaient largement sur la paroi abdominale. En même temps, on entendait parfois, même à distance, un gargouillement tumultueux. Les coliques d'ailleurs ne furent très-rapprochées et très-douloureuses que chez le sujet de l'observation I.

Il y eut un dégoût plus ou moins prononcé pour les aliments, chez toutes les malades. Il y eut aussi des *vomissements*, qui chez l'une d'elles (obs. I) survinrent dès le début de l'engouement et chez les deux autres à une époque plus avancée. L'une de ces deux dernières (obs. III) n'eut même de vomissements que trois jours avant la mort et au dix-neuvième jour d'une constipation absolue avec météorisme énorme et indolent de l'abdomen ; encore était-ce après l'ingestion de pilules contenant de l'huile de croton tiglium.

Les symptômes de l'engouement interne ne sont pas assez nets pour donner prise à un diagnostic sûr. On sait bien qu'il existe un obstacle qui s'oppose au libre cours des matières, on n'ignore pas non plus qu'il s'est formé graduellement, mais ce qu'on ne connaît pas positivement c'est la nature de cet obstacle et surtout le point exact de l'intestin qu'il occupe. On pourra seulement présumer qu'il existe des adhérences intestinales si à une ancienne inflammation péri-utérine dont on retrouve les traces en explorant les culs-de-sacs vaginaux a succédé une constipation d'abord légère, puis opiniâtre, enfin permanente avec météorisme, hoquets etc... Et, comme dans des faits analogues l'intestin a été trouvé irrégulièrement coudé et adhérent dans le bassin, on soupçonnera que la nature de l'obstacle consiste dans des flexions anguleuses de l'intestin avec adhérence dans le bassin.

Suivant M. Laugier, l'état du ventre indique [approximativement le point où siège cet obstacle : ainsi, s'il occupe l'intestin grêle il est dénoncé par le météorisme de la région ombilicale et par l'affaissement relatif des flancs et de l'épigastre.

Inversement, ces deux dernières régions sont météorisées quand la stase stercorale se fait dans le colon. Mais dans l'engouement interne, le ballonnement est généralement si considérable qu'il peut être impossible d'utiliser cette donnée. Elle n'avait pu être appliquée notamment chez les sujets des observations I et III.

§ IV. — Pronostic.

Si on ne considérait que les accidents notés dans les trois observations, le pronostic de l'engouement interne serait grave. En effet, deux des sujets y ont succombé; quant au troisième, sa mort a été indépendante de la rétention stercorale. Mais, chez les premiers, un traitement actif n'a pu être commencé que tardivement, alors que l'arrêt prolongé des matières fécales avait eu le temps de produire des désordres, et il est très-probable qu'appliqué à une époque plus rapprochée du début, ce traitement aurait eu des résultats plus heureux.

D'un autre côté, la considération de la nature de l'obstacle à la circulation intestinale permet d'envisager favorablement le pronostic. En effet, les adhérences qui le constituent n'agissent, ainsi qu'on le sait, qu'à titre de *prédisposition* plus ou moins puissante : et celle-ci peut exister pendant un temps considérable, peut-être indéfiniment, sans qu'il en résulte aucun trouble appréciable dans la circulation des matières contenues dans l'intestin.

Enfin ce genre d'obstacle est un de ceux qui présentent le plus de prise à un traitement convenable et offrent par conséquent le plus de chances de guérison. C'est ce que nous verrons à l'article du traitement. L'observation suivante montre un cas bien net d'innocuité des adhérences intestinales : elle indique aussi les suites heureuses d'une opération qu'une erreur de diagnostic rendait hasardeuse.

OBSERVATION IV (1)

GASTROTOMIE PRATIQUÉE POUR UNE PRÉTENDUE TUMEUR DE L'OVAIRE QUI N'ÉTAIT AUTRE QU'UNE MASSE INTESTINALE RÉUNIE PAR DES ADHÉRENCES.

Une femme, âgée de 23 ans, dont la jeunesse avait été tellement orageuse qu'un jour, en peu d'heures, elle avait souffert les approches de treize hommes, mère de quatre enfants et atteinte de syphilis, portait depuis plus de huit mois dans le côté gauche de l'abdomen, une tumeur du volume de la tête d'un adulte; elle était mobile et se déplaçait un peu selon le côté sur lequel la malade s'inclinait; la percussion faisait constater un son mat.

A part les hémorrhoïdes et une dysurie qui nécessita souvent le cathétérisme, cette femme n'éprouvait aucune incommodité résultant de la tumeur; elle était bien portante sous tous les rapports, mais elle désirait beaucoup être opérée, parce qu'on lui avait dit que sa tumeur était de même nature qu'une affection des suites de laquelle une de ses sœurs était morte.

Quatre médecins de l'hôpital de Philadelphie, ayant déclaré qu'il s'agissait d'une tumeur de l'ovaire, et formulé l'avis de l'opérer, M. Smith fit une incision de vingt-deux centimètres à la paroi abdominale et alla à la recherche de la masse morbide, mais il ne trouva d'abord que l'épiploon graisseux et épais de près d'un centimètre et demi. A ce moment, un mouvement de la malade fit sortir *une masse d'environ cinq mètres d'intestin* (*sic*) adhérents entre eux par des liens annonçant l'existence d'une ancienne péritonite et l'on reconnut que la tumeur n'était constituée que par cette masse; car, après qu'on eut

---

1. Observation citée par Fleetwood Churchill dans son *Traité des maladies des femmes.*

rompu les adhérences, toute apparence de tumeur disparut. On fit la suture de la plaie, après avoir refoulé les intestins dans l'abdomen.

Heureusement, la malade guérit sans accidents.

§ v. — Traitement.

Le traitement des trois malades a consisté principalement dans l'emploi des purgatifs, et ce moyen n'a pas été bien efficace. Il est vrai qu'il a été employé à une période bien avancée de la maladie. Mais les évacuants auraient-ils eu plus de résultats au début de l'engouement ? M. Cossy le pense et fait dépendre des dispositions anatomiques de la lésion une indication pressante et positive de leur emploi.

Louis, dans les Réflexions dont il fait suivre son observation pose en principe que les purgatifs doivent être administrés dans tous les cas où il existe chez un malade des symptômes indiquant que la circulation des matières fécales est entravée.

C'est l'huile de croton tiglium qui a été principalement employée chez les trois malades.

M. Bennet (d'Edimbourg) n'emploie les purgatifs que dans les cas où la constipation tenant à l'inertie des parties supérieures de l'intestin les lavements sont impuissants et le régime inefficace. Encore, est-ce avec regret qu'il y recourt habituellement, parce qu'ils nuisent au rétablissement des fonctions digestives. Mais il les rejette complétement quand la rétention stercorale a pour siège le rectum et une portion plus ou moins étendue du colon. Les lavements mêmes sont dans ce cas aussi impuissants que les purgatifs. Le seul traitement à mettre en œuvre est de vider mécaniquement l'intestin.

Voici le procédé employé par M. Bennet (1),

« Les instruments sont souvent inutiles et même
« dangereux. Il faut alors injecter quelques cuillerées d'eau
« chaude dans le rectum, et inviter la malade à les garder
« 5, 10 ou 15 minutes afin de ramollir les matières. On
« introduit alors doucement dans l'anus l'index d'abord,
« puis le médius; et les deux doigts bien huilés, ainsi
« introduits, fragmentent les matières qu'on peut extraire
« directement ou à l'aide d'un lavement. On peut renou-
« veler l'opération jusqu'à ce que l'intestin soit entiè-
« rement vide. Au bout de quelques heures, le rectum se
« remplit de nouveau soit par l'action de l'intestin, soit
« sous l'influence d'un purgatif. On doit alors répéter
« l'opération, et il faut parfois plusieurs jours pour débar-
« rasser complètement l'intestin de ces matières durcies.
« Mais une fois qu'elles ont été évacuées, le rectum reprend
« sa tonicité en partie, sinon entièrement. Il peut cependant
« rester paralysé, auquel cas on doit apprendre à la
« malade à se soulager elle-même de la façon qui a été
« indiquée..... Je suis convaincu, dit en terminant
« M. Bennet, qu'en l'adoptant (ce traitement), j'ai sauvé

1- Bennet, *Traité pratique des maladies de l'utérus* etc. p. 384.

« des malades que l'usage répété des purgatifs n'avait
« aucunement soulagées. »

Les applications froides sont également utiles pour exciter
les contractions intestinales. Dans ce but, il est bon de
recouvrir exactement le ventre avec une vessie contenant
des fragments de glace, de ne donner à la malade que des
boissons froides et de lui administrer toutes les 4 ou 5 heures
des lavements d'eau pure, à la température de la glace
fondante et assez copieux pour distendre l'intestin autant
que possible (Grisolle).

L'électricité agit dans le même sens.

Enfin, si tous les moyens employés ont échoué et que la
mort semble certaine, il ne reste plus qu'une ressource,
la *gastrotomie*.

Cette chance de salut ne peut pas être refusée à la
patiente, surtout depuis les beaux succès obtenus par
M. Nélaton dans les conditions les plus fâcheuses.
Nous reviendrons sur cette dernière question quand nous
étudierons *l'étranglement interne*.

CHAPITRE II.

L'*étranglement interne*, comme l'engouement, est caractérisé par la rétention complète des matières fécales. Mais, tandis que dans l'engouement, le calibre de l'intestin est conservé au point même où siège l'obstacle, dans cette autre variété d'occlusion, le canal intestinal est rétréci plus ou moins complètement.

Voilà ce que démontre l'anatomie pathologique. Les signes cliniques de ces deux affections sont loin d'établir entre elles une distinction aussi nette, surtout quand l'engouement est arrivé à une période avancée. Nous verrons cependant s'il n'existe pas certains points qui nous permettent de différencier ces deux graves complications l'une de l'autre.

OBSERVATION I (1)

ANTÉVERSION, APPLICATION DE LA SONDE UTÉRINE RÉITÉRÉE CHAQUE JOUR PENDANT CINQ MINUTES ; LE CINQUIÈME JOUR , PÉRITONITE , PUIS ÉTRANGLEMENT INTERNE SUIVI DE MORT.

Une femme de 39 ans, paraissant avoir un âge plus avancé, qui avait eu trois enfants et qui était accouchée pour la dernière fois, il y avait dix ans, fut admise à l'hôpital de Lourcine, le 4 octobre 1853. Quoique maigre et flétrie par la souffrance, sa santé générale paraissait assez bonne et elle affirmait n'avoir jamais eu de maladie grave. Mais il est probable, comme on le verra plus loin, qu'elle fournit sur ce point un renseignement inexact. Elle fait remonter à une année les premières atteintes du mal qui l'ont conduite à l'hôpital. Les règles se supprimèrent tout-à-coup à cette époque, et n'ont jamais reparu depuis. En même temps apparurent des douleurs vives hypogastriques avec cris, s'irradiant dans la région supérieure des cuisses, des troubles de la digestion, perte d'appétit, coliques fréquentes, de la constipation habituelle que les purgatifs eux-mêmes avaient de la peine à vaincre, et des besoins d'uriner beaucoup plus fréquents que d'habitude. Elle affirme avoir beaucoup maigri depuis cette époque et se dit très-souffrante. Ces souffrances sont presque continuelles, ce qui l'a décidée à entrer à l'hôpital.

Examiné par le vagin, l'utérus fut trouvé en antéversion très-prononcée. Le spéculum embrassa difficilement le col qui était gros, granuleux; son orifice laissait écouler une quantité assez considérable de matière glaireuse et purulente. Pendant les trois premiers jours, la

---

1. Broca, *Bul. de l'Acad. de méd.* t. XIX, p. 352.

malade fut tenue au lit et prit des bains ; les douleurs se calmèrent un peu sous l'influence de ces moyens.

Le 7 octobre, la sonde est introduite pour la première fois et elle pénètre à une profondeur de six centimètres 1/4. La matrice fut ensuite facilement ramenée à sa direction normale et maintenue telle pendant cinq minutes ; la malade n'accusa aucune douleur.

Le lendemain 8, on répéta la même manœuvre ; il en fut de même.

Le 9 est un dimanche, la malade est à la messe : je ne la vois pas.

Le 10, le cathétérisme redresseur est pratiqué pour la troisième fois et prolongé pendant cinq minutes. La malade assure qu'elle se sent notablement améliorée et qu'elle souffre beaucoup moins qu'à l'époque où elle est entrée à l'hôpital.

Le 11, l'introduction de la sonde provoque une légère douleur ; pendant le mouvement destiné à produire le redressement, la malade se plaint de souffrir dans le ventre et surtout à l'hypogastre ; c'est pourquoi je retire l'hystéromètre au bout de deux à trois minutes.

Le 12, la journée d'hier a été assez bonne ; pendant la nuit, la malade a éprouvé quelques petites douleurs dans le ventre et à l'hypogastre ; il n'y a pas de fièvre. Le soir, les douleurs ont pris une grande intensité, il y a de la fièvre et quelques nausées. On applique des sangsues sur le bas-ventre.

Le 13, l'état s'est encore aggravé, la nuit a été sans sommeil, nausées, vomissements de matières bilieuses, constipation, pouls à cent pulsations, trente sangsues, un bain, diète absolue.

Le 14, les symptômes sont un peu amendés. La douleur abdominale est moindre, mais les vomissements persistent. (*Onctions mercurielles sur l'abdomen*). Dans la journée, il survient un léger suintement de sang par le vagin, il ne dure que quelques heures.

Le 15, amélioration notable, plus de fièvre, les douleurs abdominales ont disparu et la palpation du ventre n'est pas pénible ; elle provoque encore cependant un peu de douleur au niveau de l'ovaire droit ; aucune tumeur appréciable. Vomissement chaque fois qu'une gorgée de tisane est avalée; (*cataplasme, petits morceaux de glace pour calmer le vomissement*).

Le 17, tous les symptômes inflammatoires ont disparu; la pression abdominale, même assez forte, ne provoque aucune douleur; la peau est fraîche, le pouls est lent et régulier. Cependant, des douleurs intermittentes, revenant plusieurs fois par heure, semblent partir de l'utérus et s'irradient dans tout le ventre; des vomissements fréquents persistent, ils sont précédés d'une sensation, très semblable à celle de la boule hystérique. Il semble à la malade qu'un corps volumineux remonte brusquement de l'hypogastre à l'épigastre, et parfois même ce corps remonte jusqu'à la gorge. Dans l'un et l'autre cas, cette sensation est promptement suivie de vomissements ou au moins de nausée.

Les matières vomies sont verdâtres. Le toucher vaginal, le toucher rectal permettent de constater que l'utérus est toujours en antéversion; mais on a beau presser avec le doigt sur le col ou le corps de cet organe, on ne cause pas de douleur. On ne trouve aucune tumeur fluctuante. Cet état persiste les jours suivants et s'aggrave même en ce sens que les cris de douleur deviennent de plus en plus fréquents.

L'estomac rejette, aussitôt qu'il les a pris, les aliments, la tisane et tous les médicaments; à peine supporte-t-il de temps en temps une cuillerée d'eau pure. La malade maigrit, dépérit rapidement; elle se plaint sans cesse; les crises de douleur qui reviennent toutes les 10 minutes lui arrachent des cris et la privent absolument de sommeil. On emploie inutilement contre ces accidents les narcotiques et les antispasmodiques.

20 Octobre. — La malade n'a pas été à la selle depuis le début des accidents. Elle a pris plusieurs fois des lavements émollients qui ont été rendus promptement sans fèces véritables. Aujourd'hui on a administré un lavement purgatif qui n'est même pas rendu.

21 Octobre. — Les phénomènes précédemment décrits continuent; l'abattement est extrême, la face terreuse, les traits altérés par la douleur; le pouls est petit, le ventre ballonné. Les nausées et les vomissements

continuent toujours ; les matières vomies sont peu abondantes, et présentent une couleur verdâtre. Le toucher vaginal donne les mêmes
résultats que précédemment. (*Calomel, 1 gramme*; *lavement antis-
pasmodique*). La malade peu d'instants après vomit le calomel.

Le soir, on la met dans une baignoire, une douche froide est dirigée
sur le ventre et l'épigastre pendant 4 à 5 minutes. Cette médication
produit une impression assez vive. La malade est reportée dans son
lit ; on la réchauffe promptement. Les accidents continuent sans aucune
modification.

22 Octobre. — L'aggravation des symptômes a fait de nouveaux
progrès ; la prostration est extrême, la face livide, la voix éteinte. Les
vomissements sont plus abondants qu'ils ne l'avaient été jusqu'ici ; les
matières vomies sont jaunâtres, présentent une faible odeur stercorale,
et mettent hors de doute l'existence d'un obstacle à la circulation des
fèces. Bouche sèche, soif vive, peau sèche, extrémités froides. Mictions
fréquentes et abondantes. Les facultés intellectuelles sont parfaitement
conservées. (*Quinine, glace.*)

La malade succombe le 23, à 10 heures du matin, après une longue
et douloureuse agonie.

Autopsie. — Le crâne n'est pas ouvert. Les organes thoraciques ne
présentent rien qui mérite d'être signalé. L'extrémité droite du colon
transverse est unie à la paroi abdominale antérieure par des adhérences
larges, épaisses, résistantes, indices évidents d'une péritonite ancienne;
quelques autres adhérences moins épaisses, mais aussi anciennes,
existent au niveau de la partie adjacente du grand épiploon, dont le
bord inférieur est uni aux adhérences utéro-intestinales. L'estomac, le
duodenum, le jejunum et l'iléon sont très-distendus jusqu'à environ
60 centim. de la valvule iléo-cœcale (c'est-à-dire presque la totalité
de l'intestin grêle); à ce niveau, l'intestin adhère au bord supérieur de
l'utérus et se rétrécit rapidement ; au-dessus, il a 16 centim. de circonférence, au-dessous il est réduit au volume du doigt indicateur.
Tout le gros intestin, jusqu'au colon descendant est fortement revenu

sur lui-même; et vide ; à partir de ce point, le calibre quoique diminué, ne l'est pas au même degré.

Les parois de la portion de l'intestin située au-dessous de l'adhérence sont décolorées mais saines, d'ailleurs; au-dessus, au contraire, et jusqu'au duodenum, qui est sain, il y a des traces évidentes de la congestion, et même de l'inflammation. L'épaisseur est double à la partie inférieure; là aussi, à partir de l'adhérence, dans l'étendue de 30 centimètres existe une couleur violacée uniforme qui diminue à mesure qu'on s'élève et qu disparaît après avoir passé par des degrés divers.

La cavité du péritoine ne renferme aucun liquide ; il n'y a aucune fausse membrane récente, et, à part les adhérences anciennes dont il a été question, on peut dire que le péritoine est sain.

La vessie est saine; il en est de même du vagin.

L'utérus est en antéversion; à l'entour de son orifice existent de nombreux follicules gros comme des têtes d'épingles. La cavité du col est parfaitement saine; il en est de même de celle du corps excepté vers le fond et à droite, où l'on aperçoit une coloration violacée ; à ce niveau la muqueuse est lisse et ne présente ni déchirure ni ramollissement.

A gauche, le ligament rond, l'ovaire et la trompe sont sains; mais à droite ces deux organes sont profondément altérés.

La trompe droite est tellement développée, qu'au premier abord on pourrait la prendre pour une anse intestinale de petit volume ; elle suit une direction particulière et décrit une courbe en fer à cheval ; par sa face concave et par sa face inférieure elle adhère au péritoine utérin, et, au niveau de sa terminaison, elle adhère à la fois au rectum et à l'utérus. Toutes ces adhérences sont courtes, résistantes, et paraissent remonter à une époque déjà éloignée ; quant à l'ovaire droit, il est impossible d'en retrouver la trace.

La cavité de cette trompe renferme une quantité assez considérable de pus couleur chocolat; elle est close de toutes parts, et ne communique ni avec l'utérus ni avec le péritoine. Ses parois sont épaisses et résistantes (1 millimètre 1/2).

Au niveau de l'angle de l'utérus, et près de l'insertion de la trompe droite, existe une petite collection purulente très-rapprochée de la surface péritonéale : le pus est blanchâtre, épais.

Indépendamment des adhérences anciennes dont nous avons déjà parlé, on en trouve d'autres formées par un suc gélatineux grisâtre, demi-transparent, non encore organisé. En d'autres termes, il y a les preuves évidentes de deux péritonites, l'une déjà ancienne et l'autre d'origine naissante.

OBSERVATION II. (1)

ÉTRANGLEMENT INTERNE PRODUIT PAR L'ADHÉRENCE DE DEUX ANSES
D'INTESTIN GRÊLE. — MORT. — AUTOPSIE.

Anastasie G..., âgée de 35 ans, cuisinière entre le 26 décembre 1863 à la Maison municipale de santé, dans le service de M. le docteur Cazalis. D'une constitution assez robuste, elle offre les signes extérieurs d'une bonne santé. Peu de renseignements au point de vue des antécédents, surtout en ce qui concerne les fonctions génératrices. Elle affirme n'avoir jamais eu de rapports sexuels. Le mal avait débuté 4 jours avant son arrivée dans le service par des coliques, avec fièvre, nausées et vomissements. Le ventre présente un développement irrégulier mais peu considérable; il y a de la tympanite qui occupe la fosse iliaque gauche et s'étend un peu du côté de la région hypogastrique. Ces parties sont douloureuses, sans que la pression y détermine cependant une sensibilité trop vive. En même temps la peau est chaude, le pouls petit et déprimé. Perte de l'appétit, vomissements bilieux, suppression des garde-robes ; les lavements n'ont amené qu'une selle depuis le commencement de la maladie.

Les accidents se sont montrés deux ou trois jours avant l'époque des règles; leur début a été subit et est survenu sans cause appréciable. Cette circonstance aurait pu peut-être les faire rapporter à une origine cataméniale, et faire penser à une hématocèle péri-utérine ; mais le toucher vaginal ne donnait la sensation d'aucune tumeur circonscrite; il y avait seulement une sorte de soulèvement en masse du plancher péritonéal du bassin, absolument semblable à la tuméfaction que le palper de la fosse iliaque faisait percevoir à l'extérieur. L'exploration minu-

---

1. Fontan, *Soc. anato.* t. IX, 2e série, année 1864.

tieuse des anneaux naturels de la cavité abdominale n'a permis de constater dans aucun de ces points l'existence d'une hernie. D'un autre côté, si le gonflement qui envahissait une partie de la région de la vessie, avait pu simuler une rétention d'urine, le cathétérisme auquel on a eu recours eût suffi pour lever à cet égard tous les doutes.

Somme toute, le jour de l'arrivée de la malade, l'ensemble des phénomènes observés et leur peu d'intensité se rapprochaient assez de ceux d'une péritonite partielle, mais d'une péritonite modérée, sans sidération très-forte.

Comme traitement, une application de sangsues fut faite et amena pendant deux jours un peu de détente dans les douleurs. Quant aux purgatifs qui furent administrés, ils ne produisirent aucun résultat.

29 décembre. — Les accidents persistent et se circonscrivent encore plus exactement dans les points affectés; la tension y est plus marquée, la douleur plus vive. Dépression appréciable et souplesse des régions occupées par le colon dans toute son étendue. Vomissements porracés. Le pouls s'est relevé. Traitement : à l'intérieur, eau de seltz et fragments de glace; cataplasmes sur le ventre et onctions avec la pommade belladonée; lavements.

1er janvier 1864. — Vomissements de matières fécaloïdes. Soif vive, langue sèche; toutes les boissons sont rejetées. Constipation opiniâtre. Douleur abdominale localisée; ventre médiocrement tendu.

2 janvier. — Souffrances très-vives. Eructations; vomissements répétés malgré l'usage des fragments de glace. Frissons, décubitus dorsal, grande anxiété. M. le docteur Demarquay, appelé en consultation, constate de la fluctuation au niveau de la fosse iliaque gauche, et pratique dans ce point, à l'aide d'un petit trois-quarts, une ponction exploratrice qui donne issue à des matières fécaloïdes. Le soir, la malade est plus calme, elle souffre moins, les vomissements ont cessé; mais cette rémission apparente ne dure que quelques heures, et, dans le courant de la nuit, les symptômes alarmants reparaissent avec toute leur intensité.

3 Janvier. — Ballonnement du ventre qui est en même temps

le siège d'une sensibilité des plus vives ; la douleur s'est irradiée à toutes les parties de l'abdomen, et le moindre contact est devenu insupportable. La face est grippée, les yeux caves, prostration extrême, hoquet. Le pouls est presque insensible, filiforme. La peau est froide, la voix éteinte. Toujours suppression des garde-robes. — Ces phénomènes graves persistent pendant tout le jour, et la malade succombe dans la soirée, après avoir conservé presque jusqu'au dernier moment l'intégrité parfaite de son intelligence.

L'autopsie est faite le 5 janvier.

L'ouverture de l'abdomen présente les lésions propres à une violente phlegmasie péritonéale ; elle donne issue à des gaz et à une grande quantité de liquide purulent ; les anses intestinales agglutinées ensemble adhèrent aussi aux parois abdominales et circonscrivent dans quelques points des foyers purulents. Ces altérations se montrent sous deux degrés : les unes sont de date récente ; les autres se rapportent à une origine plus éloignée, et affectent surtout les organes contenus dans la cavité pelvienne. Occupons-nous tout d'abord de ces dernières, parce que leur existence servira peut-être à expliquer certaines particularités de la pièce qui fait l'objet principal de cette présentation.

Ainsi, on trouve dans cette région des traces nombreuses d'une pelvi-péritonite ancienne : des fausses membranes filamenteuses et solides reliant les anses intestinales entre elles, ainsi qu'avec le fond de l'utérus ; elles unissent également cet organe avec la vessie et le rectum. Le cul-de-sac recto-utérin a disparu et est remplacé par des cavités anfractueuses, dont quelques-unes contiennent un liquide trouble, grisâtre et comme purulent. Il est difficile de retrouver les annexes de l'utérus au milieu de l'espèce de gangue formée par ces nombreuses adhérences. L'ovaire droit est volumineux et porte une poche qui, à l'incision, a donné issue à environ 15 gr. d'un sang noirâtre tenant en suspension un caillot fibrineux ; çà et là quelques corps jaunes dans le reste de l'ovaire. On ne remarque pas de corps jaunes dans l'ovaire gauche, mais plusieurs foyers sanguins de divers âges, dont l'un, gros comme une aveline, contient un caillot fibrineux rougeâtre, tandis que les autres, plus petits renferment une matière noirâtre. Il est aisé de comprendre que ce sont les indices d'autant d'époques menstruelles plus ou moins rapprochées. De chaque côté on rencontre les trompes avec leur épanouissement. — L'utérus est assez volumineux : à la partie moyenne de sa cavité, un polype muqueux de la grosseur d'un haricot, se trouve implanté sur la muqueuse au moyen d'un faible pédicule ; ce polype paraît très-vasculaire et est parsemé de stries noirâtres qui sont les vestiges d'anciennes hémorrhagies. A côté, on observe d'autres polypes de moindre dimension, semblables à des grains de millet ou à des petits pois.

Telles sont les lésions que nous offre l'examen des viscères contenus dans la cavité du bassin.

Si nous remontons à présent un peu plus haut, nous arrivons à celle qui constitue le fait réellement intéressant de cette autopsie, c'est-à-dire l'étranglement interne. Cet étranglement siège vers le tiers moyen de l'intestin grêle, et commence à 1 mètre 34 centimètres au-dessous de la valvule pylorique, limite supérieure de ce viscère. Il correspond parfaitement, comme situation, aux points où existaient, pendant la vie, le gonflement et la douleur ; on remarque en effet que la masse intestinale est comme partagée à ce niveau en deux portions inégales dont l'une occupant le côté droit et les régions supérieures, remplit plus des deux tiers de la cavité abdominale, tandis que l'autre moins considérable se trouve rejetée à gauche vers la fausse iliaque. Cette dernière diffère en outre par son aspect et sa structure. Ainsi tandis que les autres points de l'intestin ont conservé leur coloration normale, elle est d'un rouge noirâtre et porte les signes d'une violente inflammation. Elle est flétrie et affaissée, molle comme du papier mouillé, et si friable qu'elle se perfore avec la plus grande facilité ; on y observe deux points de sphacèle qui ont pu permettre aux matières fétides qu'elle contient de s'épancher au dehors, et de déterminer la péritonite dont on retrouve des traces récentes sur toute sa surface Cette partie mortifiée occupe une étendue de 1 mètre 45 cent. ; elle est appendue à une portion de mésentère, qui paraît avoir joué le principal rôle dans la lésion actuelle, c'est-à-dire celui d'une espèce de corde sur laquelle a eu lieu l'étranglement. En effet, autour de cet organe considéré comme un axe, on peut voir, en avant, une anse intestinale à concavité inférieure, soudée par son sommet à celui d'une autre anse semblablement disposée, mais placée en arrière de la corde ; le point où elles sont accolées correspond au bord supérieur du mésentère. L'adhérence qui les unit est fixée par ses extrémités sur leur bord convexe, et relie ensemble deux points très-éloignés de l'intestin grêle. Cette bride, légèrement noirâtre et arrondie, à peu près de la grosseur d'une plume d'oie, est douée d'une résistance considérable.

D'une étendue seulement de quelques millim. elle amène les deux anses presque au contact, paroi à paroi, si bien qu'un examen superficiel pourrait faire croire tout d'abord qu'on a affaire à une portion d'intestin dont le calibre serait diminué et devenu filiforme à ce niveau ; mais il est facile de se convaincre en déplissant les parties, qu'il n'en est rien. De cet accolement résulte une sorte de boutonnière à travers laquelle passent les circonvolutions étranglées, ainsi que la portion du mésentère qui leur sert de support.

Pour se rendre compte, maintenant, de la manière dont les choses se sont passées, il faut dévider attentivement les anses intestinales en commençant par celles qui avoisinent l'étranglement et viennent concourir à sa formation. On voit alors que la disposition générale de ces parties rappelle assez bien un nœud en 8 de chiffre. Ainsi, en suivant par exemple, de bas en haut le trajet de l'intestin grêle, on trouve que ce viscère, après avoir contracté par un point de sa paroi la soudure dont il vient d'être question, se réfléchit aussitôt sur lui-même pour se diriger verticalement en bas, et former l'anse antérieure qui sera un des éléments de l'anneau constricteur. En effet, disposée sous forme d'arcade, elle compose d'abord le premier nœud de l'étranglement en recouvrant le bout supérieur de la portion mortifiée, tandis que bientôt après, comprimée à son tour par cette dernière, elle va constituer elle-même le bout inférieur. Jusque-là, cette anse ne présente encore aucune altération ; notons seulement la distension qu'elle éprouve dans la partie comprise entre le deuxième nœud et le point d'adhé-, rence, c'est-à-dire dans une étendue de 28 centim. distension occasionnée par une accumulation de gaz et de matières, et qui contraste avec l'état de vacuité et de retrait des portions inférieures de l'organe.

Mais, à partir du deuxième nœud, l'intestin change tout-à-coup d'aspect et subit des modifications dans sa structure. En effet, après avoir quitté sa direction et s'être porté de droite à gauche et de bas en haut, il s'engage, comme nous l'avons dit tout-à-l'heure, sous l'anse terminale de la partie mortifiée ; là, comprimé entre elle et le mésentère, il s'étrangle en passant un peu à droite du point où cette anse donne insertion à l'une des extrémités de la bride qui a déterminé l'occlusion. Il décrit alors un grand nombre de circonvolutions sur toute l'étendue desquelles on trouve les caractères de l'inflammation gangréneuse, et dont une des dernières anses, revenant vers le point de départ, se porte en bas et à gauche pour constituer l'adhérence déjà mentionnée. Cela fait, il se replie aussitôt sur lui-même et se dirige à droite, forme le deuxième nœud en passant à la manière d'un pont, au-dessous du bout inférieur de l'étranglement, et, enfin, devenu bout supérieur, il va disparaître lui-même au-dessous de l'anse dilatée qui a servi de premier nœud, et par laquelle il se trouve comprimé contre le mésentère. Au-delà de ce point cesse toute trace d'étranglement, et l'intestin poursuit sa marche ascendante vers le pylore sans offrir de nouvelles lésions dans sa structure. Tel est le trajet assez compliqué que suit cet organe pendant l'entrecroisement des deux cercles qui composent le 8 de chiffre.

Ceux-ci exercent l'un sur l'autre, comme on le voit un étranglement réciproque, et la ligature qu'ils produisent est assez forte pour
empêcher la mobilité des anses et interrompre complétement le cours
des matières et des gaz. Les agents constricteurs ont imprimé
des dépressions circulaires très-apparentes sur les organes compris dans
la striction, et on ne peut faire cheminer entre ceux-ci qu'une sonde
de très-petit calibre. L'obstacle siége bien évidemment à ce niveau,
car c'est à partir de ce point que l'on constate une interruption dans le
passage des matières, et que la structure de l'intestin est altérée par
suite des troubles apportés dans sa nutrition.

OBSERVATION III (1)

Esther Rose Tréhan ressentit à l'âge de 17 ans quelques incommodités qui firent croire que ses règles allaient s'établir : elle fut traitée en conséquence. La menstruation n'eut pas lieu, et cependant le corps se développa, les formes se prononcèrent ; la figure se colora d'une teinte rosée, signe d'une santé florissante, qui, au dire de la malade, ne souffrit point d'interruption jusqu'à l'âge de 35 ans. Seulement, dans les douze dernières années de sa vie, elle ressentit des coliques peu intenses qui revenaient tous les six mois ou tous les ans, duraient quelques minutes, ou cédaient à l'usage des carminatifs.

Le 1ᵉʳ juillet 1817, des coliques violentes se firent sentir sans cause déterminante connue ; une douleur fixe et profonde s'établit dans la région ombilicale. Des lavements purgatifs et une potion calmante firent disparaître ces symptômes qui durèrent près de deux jours, pendant lesquels rien ne sortit spontanément par l'anus, et des hoquets eurent lieu sans aller jusqu'au vomissement. Douze jours après cet accident, les mêmes symptômes revinrent avec plus d'intensité, accompagnés alors de nausées et de cessation complète de toute excrétion par l'anus. Un médecin appelé donna deux grains d'émétique qui déterminèrent sur-le-champ des vomissements qui se répétèrent fréquemment pendant les trois jours suivants. Le 16 juillet, la malade entra à la clinique de l'Hôtel-Dieu. La figure était altérée, la face décolorée ; la peau n'offrait point une chaleur plus grande que dans l'état ordinaire ; le pouls était à peu près naturel. Le

---

1. Maunoury, *Thèse de Paris*, 1819.

ventre commençait à être douloureux à la pression : il était volumineux ; ce développement tenait à la présence des gaz. La bouche
était amère, la langue blanche, sans rougeur à son bord. Des coliques
violentes se faisaient sentir par moments. A peine placée dans un
lit, la malade vomit spontanément des matières brunes, laissant
un dépôt épais semblable aux matières fécales qui n'ont point encore
séjourné dans le colon ; la couleur, l'odeur, ne laissaient aucun
doute sur leur nature. L'abdomen exploré avec soin ne présenta dans
aucun point de disposition à une hernie, quelle qu'elle soit. Dès ce
moment, on soupçonna l'existence d'un étranglement interne, et le
traitement fut dirigé en conséquence.

Le lendemain 17, il n'y avait point de soulagement le ventre
était douloureux, le pouls petit, la peau chaude. L'urine n'avait point été
évacuée depuis 24 heures, et des douleurs se faisaient sentir dans la
région des reins, d'où elles se propageaient dans les cuisses.

Insomnie, bouche fétide, amère, soif vive, anxiétés, douleurs, au point
d'arracher des cris aigus. On sonda ; la vessie contenait peu d'urine
(36 sangsues sur le ventre, fomentations émollientes, bain frais, potion
calmante, laud. 20 goutt.) Le bain ne put être supporté ; des vomissements eurent lieu dans la journée ; leur nature était la même, seulement ils étaient moins fétides, et leur couleur d'un jaune doré. Le
soir, la peau était froide aux extrémités, le pouls très-petit ; la
figure se décolora, les traits s'allongèrent, les coliques augmentèrent et
furent continuelles. Le 18, la nuit fut un peu plus calme quoique sans
sommeil. Rien absolument ne s'était échappé par l'anus ; les hoquets,
les nausées persistèrent, mais il n'y eut point de vomissements ; le
ventre se distendit et augmenta de sensibilité, les coliques revenaient
à des époques plus éloignées, et étaient moins intolérables. A la visite
du matin un vomissement analogue aux précédents eut lieu. (12 sangsues à l'épigastre, immersion froide, fomentations émollientes, potion
calmante, laud. 20 goutt.)

L'immersion détermina plusieurs vomissements. Tous les symptômes continuèrent avec la même intensité ; un lavement fut rendu dans la soirée tel qu'il avait été pris. Le 19, face décolorée, traits grippés, yeux errants au hasard, ventre tendu, douloureux, peau froide gluante, pouls misérable, parole pénible, état continuel d'anxiété. A 8 heures, il y eut un vomissement, le pouls sembla se relever un peu. (12 sangsues sur le ventre, lin, petit-lait, demi-bain).

Le 20, aucune évacuation par l'anus, nul vomissement, délire, tension du ventre de plus en plus considérable, persistance des autres symptômes. Le 21, agitation violente, pâleur de la face ; le froid des extrémités s'étendit ; pouls à peine sensible, yeux ternes, ventre très-douloureux. (Lavement avec lait, suppositoire de savon).

> Eau de menthe ℥ ii j
> Huile de ricin ℥ j
> Sirop de guimauve ℥ j
> A donner par cuillerées,

Le soir, aucune rémission ; sueur froide ; mort pendant la nuit.

Autopsie. — Le corps n'avait point perdu son embonpoint ; les chairs étaient fermes et bien colorées. L'abdomen, ouvert par une incision cruciale présenta des traces d'une péritonite ancienne, démontrée par des adhérences celluleuses solides, transparentes des divers points du péritoine entre eux. Une d'elles se portait du grand épiploon à l'ombilic, une autre de l'épiploon à l'arcade crurale droite. Les intestins grêles étaient distendus et pleins de liquide ; leur surface péritonéale était recouverte dans un grand nombre de points de nuances rosées, signes d'une inflammation récente. De plus, la capacité du ventre renfermait de la sérosité en quantité peu considérable. En soulevant de bas en haut le paquet intestinal distendu, on peut voir une portion du tube alimentaire déprimée dans le bassin, et disproportionnée pour le volume avec celle qui était placée supérieurement. L'appendice cæcal avait contracté, par son extrémité libre, des adhérences avec la dernière portion de l'iléon et le mésentère qui le supporte. Situé à la hauteur de la dernière vertèbre lombaire, se dirigeant horizontalement de droite à gauche il formait une bride tendue, une espèce de pont, sous lequel le doigt pouvait être aisément introduit. Une anse d'intestin, longue de 10 à 12 pouces, provenant de la fin de l'iléon, s'était introduite sous cette bride en se tordant sur elle-même, circonstance qui augmentait encore l'étranglement. Toute la portion étranglée présentait les traces d'une inflammation violente. Sa couleur, en beaucoup de points, était noire, ainsi que celle d'une partie de la bride qui formait l'étranglement. Toute la portion intestinale qui se trouvait au-dessus de l'étranglement était remplie par un liquide analogue au produit des vomissements; la portion qui était au-dessous était affaissée, revenue sur elle-même et ne contenait presque rien.

OBSERVATION IV. (1)

Une femme de 64 ans est prise le 17 juin, dans la soirée, de symptômes d'étranglement : elle n'avait jusque-là éprouvé rien de semblable ;
le lendemain matin à 8 heures elle était morte.

On a trouvé à l'autopsie une anse d'intestin grêle longue de 1 m. 60 c.
étranglée au niveau du promontoire par une bride qui de l'utérus et de
la fosse iliaque gauche allait adhérer avec le péritoine qui tapisse la face postérieure de la vessie ; cette bride était formée par la
trompe, l'ovaire, le ligament rond du côté gauche et une portion du
péritoine de la fosse iliaque du même côté. Il en résultait une arcade
sous laquelle s'engageait l'anse intestinale.

Celle-ci n'était point gangrenée, elle était distendue par des gaz,
comme l'était le reste du canal intestinal au-dessus de l'étranglement ;
cela tenait à ce que le rétrécissement produit par la pression de la bride
sur la portion de l'anse communiquant avec le bout supérieur n'était
pas porté assez loin pour interrompre complétement le passage des
liquides et des gaz ; l'étranglement au contraire était beaucoup plus fort
au niveau du bout inférieur. Il y avait donc aplatissement de celui-ci
et du gros intestin.

Deux autres conditions ont contribué, d'après M. Gaubric, à rendre
l'étranglement plus prononcé, savoir : 1° l'angle aigu que formait l'intestin iléon à la rencontre de la bride, 2° le point d'appui que l'angle
sacro-vertébral offrait à l'anse intestinale.

----

1. Gaubric, *Société anatomique*, année 1841, page 209.

OBSERVATION V. *(Sani)*. (1)

Femme, 30 ans, a eu une péritonite, il y a trois ans, à la suite de laquelle il est resté des coliques et une constipation habituelle ; devenue de nouveau enceinte, elle est prise de symptômes d'étranglement interne au troisième mois, avec douleurs vives dans la région iliaque droite, et l'on trouve un peu au-dessus du nombril, une petite tumeur irré-ductible que l'on prend pour une hernie, on opère ; c'était une portion d'épiploon qu'on fait rentrer, mais l'étranglement continue.

L'utérus est incliné en avant et à droite. Le sixième jour dans la soirée, accouchement et mort dans la nuit.

Autopsie : perforation gangréneuse du colon transverse et épanche-ment de fèces ; la convexité du colon droit est adhérente à l'ovaire dans l'étendue d'un pouce 1/2, et l'intestin est là tellement rétréci qu'un tuyau de plume peut à peine passer.

L'état de grossesse, l'inclinaison de l'utérus à droite, et le siège du mal de ce côté expliquent pourquoi les accidents sont venus au moment de la gestation et à l'époque où l'utérus vint à dépasser le détroit supé-rieur ; l'intestin ne pouvait se dérober à la compression de la matrice ni à celle de l'ovaire, adhérent qu'il était à cet organe.

---

1. Rapportée par Duchaussoy, *Mémoire sur l'anat. pathol. des étran-glements internes*, 1860.

§ I. — Pathogénie et étiologie.

Les produits plastiques engendrés par les péritonites partielles qui succèdent aux inflamations péri-utérines prennent quelquefois la forme de *brides* plus ou moins allongées entre lesquelles des anses d'intestin peuvent s'engager. Il en résulte une compression qui a pour résultat d'aplatir cet organe et d'en effacer le calibre : l'intestin est *étranglé*.

D'autres fois ce sont des *adhérences membraneuses* qui amènent ce résultat. Le plus souvent alors ce n'est pas l'adhérence elle-même qui étrangle, mais elle donne naissance à une autre cause *rétrécissement ou compression* qui achève l'œuvre qu'elle avait préparée. Tel était le cas du sujet de l'observation V.

L'étranglement interne est plus fréquent chez les femmes que chez les hommes, sans doute parce qu'elles sont plus sujettes que ceux-ci à l'inflammation des viscères pelviens.

L'âge des malades dont nous rapportons les observations était compris entre 30 et 39 ans. Une seule (obs. IV) avait un âge avancé, 61 ans.

Toutes présentaient des traces d'une péritonite ancienne. Mais ce n'est que chez le sujet de l'observation V que ce fait avait été établi pendant la vie. C'est dans cette périto-nite que résidait la *prédisposition* à l'étranglement et l'ob-servation IV est remarquable en ce sensque bien des années s'étaient écoulées avant que cette prédisposition fût mise en jeu.

Le rôle des causes *occasionnelles* était moins facile à apprécier. Sans rien retrancher de l'influence que le régime avait pu exercer sur leur production, toujours est-il que leur intervention n'était positive que dans ce cas où, *à l'occasion d'une grossesse*, une portion d'intestin avait été étranglée par l'utérus gravide (obs. V).

§ II. — Anatomie Pathologique.

Les points du tube digestif sur lesquels portait l'étranglement étaient l'iléon dans ses parties moyenne et inférieure (obs. I, II, III, IV) et le colon dans sa portion ascendante (obs. V). Dans tous ces cas, le calibre de l'intestin était diminué ou même complètement effacé au point où siégeait l'obstacle.

Cet étranglement s'était fait de deux manières : ou bien des *brides* formaient des ponts et des arcades sous lesquels l'intestin s'engageait (obs. II, III, IV). Autre exemple.

Observation VI.

Etranglement interne causé par une double bride partant de la face postérieure de la matrice, et allant se fixer au péritoine qui revêt la face antérieure du sacrum. Une anse complète d'intestin s'était engagée dans l'espèce d'anneau formé par la double bride. Les symptômes d'étranglement avaient été des plus intenses et cependant l'anse intestinale étranglée n'était que peu altérée (Brun, Soc. anat. t. IX

p. 176 *cité par M. Besnier, des étranglements internes de l'intestin*, 1859).

Ou bien, c'était des adhérences membraneuses qui fixaient l'intestin en un point et l'empêchaient de se soustraire à la compression des organes voisins (obs. I et V). Dans cette dernière observation, l'explosion des accidents avait été déterminée par l'utérus gravide. Voici trois autres faits d'étranglement causé par des adhérences :

Observation VII.

La fin de l'iléon adhère au fond d'un utérus malade; cette adhérence a produit un rétrécissement très-considérable du calibre de l'intestin et a fait naître ainsi l'étranglement intestinal (Gay, cité par Duchaussoy, *loc. cit.*).

Observation VIII.

L'ovaire a contracté une adhérence avec le gros intestin et l'a entraîné dans le petit bassin en produisant un rétrécissement au point d'union des deux organes (Vogler, même citation que précédemment).

Observation IX.

Constriction de l'intestin produite par une trompe utérine, dont l'extrémité flottante a contracté une adhérence avec les parties voisines. Les intestins, doublement entourés par ce lien, avaient été étranglés.

(Rostan, Archiv. gén. de méd. Ann. 1829 t. 19).

Quant aux agents constricteurs (brides et adhérences) ils étaient celluleux, solides et résistants dans tous les cas. Dans l'observation de Gaubriç (ob. IV) la bride était formée par la trompe, l'ovaire, le ligament rond du côté gauche et une portion du péritoine de la fosse iliaque du même côté.

Le fait suivant montre une bride s'insérant *par ses deux extrémités sur un des points des parois de la cavité de l'abdomen*. Il a été observé par M. Peter dans le service de M. Cruveilhier, alors qu'il était son interne.

OBSERVATION X.

Une femme morte avec tous les symptômes de l'étranglement interne nous présenta, à l'autopsie, une bride pseudo-membraneuse étendue d'un bord à l'autre d'une fosse iliaque, et étranglant une anse intestinale: cette bride se reliait à d'autres adhérences pelviennes, vestiges d'une pelvi-péritonite ancienne. (Peter, confér. clin. sur les pelvi-péritonites. *Gaz. des Hôp.* an. 1871, n° 123.)

Chez les autres sujets, l'insertion se faisait d'une part, *en un point des parois*, et d'autre part, *sur un des organes contenus*.

Ainsi, dans l'observation de Gaubric, la bride s'insérait en arrière sur la fosse iliaque gauche et en avant sur le péritoine qui tapisse la face postérieure de la vessie.

Chez le sujet de Maunoury, les points d'insertion étaient l'épiploon et l'arcade crurale droite.

Enfin, la bride s'insérait *par ses deux extrémités sur plusieurs des parties contenues*.

Ainsi dans l'observation de M. Fontan (Obs. II), l'insertion se faisait sur le mésentère et sur deux anses de l'intestin grêle.

Toutes ces brides et adhérences étaient gènéralement courtes. Seule l'observation de Gaubric montre une bride assez longue formée par la trompe, l'ovaire, le ligament rond du côté gauche et une portion du péritoine de la fosse iliaque du même côté.

Altérations anàtomiques. — Dans tous les cas, les portions d'intestin situées au-dessus de l'étranglement étaient dilatées. L'estomac même était distendu chez le sujet de M. Broca et l'intestin grêle avait au-dessus de l'obstacle 16 centim. de circonférence. Cette dilatation était due à l'accumulation de matières stercorales et de gaz (Ob.II) ou d'un liquide analogue aux matières que la malade avait vomies (Obs. III). Mais il ne semblait y avoir d'hypertrophie dans aucun cas. Ces mêmes points offraient des traces de congestion et même d'inflammation indiquées par la colo-ration violacée des parois (Obs. I).

Les parties étranglées étaient d'un rouge noirâtre, molles et friables, en partie sphacélées (Obs. II). Dans cette obser-vation, elles étaient constituées par deux anses intestina-les formant deux cercles dont l'entrecroisement figurait un 8 de chiffre. Chez le sujet de Maunoury (Obs. III), elles étaient noires en beaucoup de points et présentaient les traces d'une inflammation violente. L'observation V relève une per-foration gangréneuse du colon avec épanchement de fèces.

Au-dessous de l'étranglement, l'intestin grêle était réduit au volume du doigt indicateur : le colon était vide et affaissé.

Toutes ces parties étaient pâles, mais saines (Obs. 1).

L'observation II présente cette même atténuation du calibre intestinal au-dessous de l'obstacle; mais elle note de
plus une gaîne pseudo-membraneuse qui enveloppe le
tube intestinal depuis la valvule iléo-cœcale jusqu'au point
d'adhérence. Nous voyons également cet affaissement et
cette vacuité de l'intestin dans le fait de Maunoury.

La bride qui étranglait l'intestin était légèrement noirâtre et arrondie, de la grosseur d'une plume d'oie, et
résistante (Obs. II), noire dans une partie de son étendue
(Obs. III).

§ III. — Symptômes et Signes.

Des accidents, survenus brusquement avaient chez
quelques-unes des malades précédé l'étranglement interne.
Ainsi, dans un cas, un an avant l'entrée à l'hôpital, les
règles s'étaient supprimées tout-à-coup et en même temps
avaient apparu des douleurs hypogastriques vives, des
troubles de la digestion, des coliques fréquentes et une
constipation habituelle (Obs. 1).

Chez le sujet de l'observation III, c'est 12 ans avant
l'apparition de l'étranglement que s'étaient montrées des coliques peu intenses qui revenaient tous les 6 mois ou
tous les ans et chaque fois duraient quelques minutes ou
cédaient à l'usage des carminatifs. Enfin, la femme de
l'observation V avait eu trois ans auparavant une péritonite
à la suite de laquelle il était resté des coliques et une
constipation habituelle. Une autre malade citée par M. Besnier avait eu 18 mois auparavant, à la suite d'un accouche-

ment, de vives douleurs dans l'abdomen et avait été obligée de garder le lit pendant 1 mois.

Troubles de circulation des matières. — Les vomissements n'avaient manqué dans aucun cas : mais l'époque de leur apparition variait. Survenus tout-à-fait au début dans l'observation II, ils s'étaient montrés le second jour chez le sujet de M. Broca et seulement le treizième chez celui de Maunoury, et encore avaient-ils été provoqués par l'administration de 2 grains d'émétique. Dans tous les cas ils étaient fréquents, presque incessants et abondants, et se renouvelaient chaque fois que la malade ingérait une substance liquide ou solide.

Ils s'accompagnaient de nausées, de hoquet, d'éructations gazeuses. D'abord bilieux, ces vomissements étaient devenus fécaloïdes peu de temps avant la mort, un jour (Obs. I), 3 jours (Obs. II), 5 jours (Obs. III).

La *constipation* offrait les mêmes caractères de fréquence et d'opiniâtreté. Précoce également, on la retrouvait dans les antécédents ; et à cette époque on pouvait encore la combattre. Mais dès que s'était établie l'attaque ultime, elle était absolue et résistait à tous les moyens employés contre elle. Une seule fois, les lavements avaient amené une selle depuis le commencement de la maladie (Obs. II). Enfin, il n'y avait pas d'évacuations gazeuses par l'anus.

Symptômes fournis par l'examen de l'abdomen. — Le volume de l'abdomen n'était considérable que chez la malade de l'observation III. Ce fait pouvait s'expliquer par l'apparition tardive et la moindre abondance des vomissements dont les produits remplissaient la portion d'intestin située au-dessus de l'étranglement, mais surtout par la présence en ce point d'une grande quantité de gaz. L'observation II signale le développement irrégulier du ventre et une tympanite de la fosse iliaque gauche s'étendant un peu du côté de la région hypogastrique.

Le début des accidents avait été annoncé par l'apparition d'une douleur brusquement développée en un point de l'abdomen et isolée en ce point. La douleur avait son siège dans la région hypogastrique et arrachait des cris à la malade (Obs. I) ; dans l'observation II, elle se circonscrivait dans la fosse iliaque gauche et elle n'était guère exaspérée par la pression. L'observation III note une douleur fixe profonde limitée à la région ombilicale. Enfin, l'observation V signale des douleurs vives dans la région iliaque droite.

En même temps il y avait des coliques toujours violentes qui se succédaient à des intervalles plus ou moins réguliers.

La malade de l'observation I avait ainsi quelques jours avant sa mort des crises de douleur qui revenaient toutes les 10 minutes et chaque fois lui arrachaient des cris.

Enfin, dans la dernière période de l'étranglement, le ventre était le siège d'une sensibilité des plus vives ; la douleur s'était irradiée à toutes les parties de l'abdomen et le moindre contact était devenu insupportable. De plus la face était grippée, les yeux caves, le pouls filiforme, la peau froide, etc... phénomènes ultimes qui joints à l'acuité de la douleur dénotaient l'existence d'une péritonite généralisée. (Obs. I, II, III).

§ IV. — MARCHE ET DURÉE.

La marche de l'iléus, aiguë dans tous les cas, était surtout rapide chez les sujets de Gaubric et de Sani. L'amélioration qui s'était produite pendant quelques jours dans l'état de la malade de l'observation I n'avait nullement enrayé les progrès du mal.

Dans certains cas tout-à-fait exceptionnels, les accidents de l'étranglement même intenses se renouvellent plusieurs fois dans l'année et se répètent ainsi pendant plusieurs années consécutives. M. Bernutz (1) cite un fait de ce genre qu'il a observé pendant son internat à l'hôpital Saint-Antoine. Nous reproduisons textuellement le récit succinct de ce fait remarquable.

OBSERVATION XI.

« Je trouvai un soir au n° 8 de la salle Sainte-Marie une fille publi-
« que du quartier, qui trois années auparavant avait été affectée, à la
« suite d'excès, d'une péritonite très-grave dont elle avait été guérie
« dans le service du professeur Fouquier, et qui, depuis cette époque
« était entrée à différentes reprises dans le service de M. Piédagnel
« pour des coliques de *miserere* et chaque fois en était sortie bien por-
« tante après l'administration d'un purgatif énergique. Lorsque je la
« vis à ma visite du soir, elle était incapable de fournir aucun rensei-
« gnement sur ses antécédents, elle hurlait littéralement de douleurs,
« le ventre, couturé de cicatrices de sangsues antérieures, était affreu-

____

(1) Bernutz, clinique des maladies des femmes. Tome II p .313.

« sement ballonné, d'une sensibilité inouïe ; je ne crus pas pouvoir
« attendre la visite du lendemain sans agir, je couvris le ventre de
« sangsues. Le lendemain, M. Piédagnel, souriant de ma méprise qui
« avait été déjà commise l'année précédente par mon prédécesseur dans
« son service, prescrivit deux gouttes d'huile de croton tiglium qui
« amenèrent un calme presque instantané, en provoquant des garde-
« robes copieuses. Je dois dire que cette malade fut bien plus longtemps
« à se remettre de cette première crise que de deux autres accès semblables
« qui eurent lieu dans le cours de l'année 1844, dans lesquels je n'eus
« plus l'idée de prescrire d'émissions sanguines. Je regrette de n'avoir
« pu savoir ce que cette femme était devenue ultérieurement, si elle
« avait fini par succomber aux coliques de miserere dont elle éprouvait
« de si fréquents retours, et dans chacun desquels les douleurs avaient
« chaque fois pour point de départ la fosse iliaque gauche où la péri-
« tonite, *a venere immoderatâ*, avait eu son maximum d'intensité. »

Cette intermittence singulière des accidents constituerait
ainsi un véritable étranglement à répétition.

L'étranglement interne avait duré 10 jours (Obs. I),
12 jours (Obs. II), 8 (Obs III), 12 heures environ (Obs.
IV) et enfin 6 jours (Obs. V). Dans ce dernier cas, la durée
relativement courte de la maladie tenait à la compression
énergique que l'utérus en état de gestation exerçait sur une portion d'intestin adhérente à l'ovaire, compression qui avait
déterminé une perforation gangréneuse du colon transverse
et un épanchement de fèces.

§ — V. DIAGNOSTIC.

Le diagnostic d'une occlusion intestinale n'était douteux
dans aucun cas. La douleur vive, déchirante dans le ventre,
des hoquets, des vomissements d'abord bilieux, puis fécaloïdes, une constipation opiniâtre, l'absence même de toute

excrétion gazeuse et enfin l'intumescence du ventre exclusivement produite par la distension des anses intestinales ne pouvaient laisser aucun doute à cet égard. Mais il n'était pas aussi facile de préciser la cause organique qui avait produit cette occlusion. Or, cette détermination repose sur le diagnostic différentiel entre l'occlusion intestinale par *engouement* et l'occlusion par *étranglement*, et ce diagnostic nous paraît établi sur les cinq données suivantes.

1.° *Début*. — Le début de l'étranglement est brusque ; celui de l'engouement est lent et insidieux.

2° *Douleur*. — Ce début est annoncé dans l'étranglement par une douleur vive, brusquement développée en un point de l'abdomen et circonscrite en ce point. Rien de semblable dans l'engouement ; la douleur est plus vague, plus mobile et moins vive. Dans l'étranglement, il y a des coliques qui surviennent par moment dans l'intervalle desquels la malade a un peu de repos. On n'observe pas ces moments de répit dans l'engouement.

3° *Vomissement*. — Dans l'étranglement, les vomissements sont constants et surviennent au début. Ils sont très-rares dans l'engouement, et quand ils existent, c'est vers la fin de la maladie.

4° *État du ventre*. — Dans l'étranglement, le ventre est médiocrement distendu. Il est très-volumineux dans l'engouement. Dans ce dernier cas, le développement du ventre est surtout produit par l'accumulation des matières fécales qui forment une tumeur dure, bosselée, située sur le trajet du gros intestin.

5° *Marche et Durée*. — La marche de l'étranglement est aigüe ; celle de l'engouement, chronique. La durée de la maladie ne dépasse guère 12 jours dans le premier cas ; elle est plus longue dans le second.

§VI.— Pronostic.

Le pronostic était grave dans tous les cas, mais à des moments divers. Il l'était dès le début de la maladie chez les sujets des observations III, IV et V, aussi leur mort avait-elle été plus rapide que celle des autres sujets. Mais le pronostic n'était décidément mortel qu'au moment de l'invasion de la péritonite secondaire ; et c'est cette complication ultime qui a emporté les malades qui en ont été atteintes. (Obs. I, II, III) .

§ VII.— Traitement.

Les purgatifs avaient été employés dans tous les cas sans produire aucun résultat : ils étaient rejetés par les vomissements.

Les lavements étaient gardés ou rendus promptement sans fèces véritables. (Obs. I).

La glace prise à l'intérieur était impuissante contre les vomissements. Un bain frais donné à la malade de l'observation III n'avait pu être supporté. Une immersion froide à laquelle on la soumit le lendemain déterminait plusieurs vomissements. Ailleurs, c'est une douche froide que la patiente recevait pendant 4 à 5 minutes sur le ventre et l'épigastre :

l'impression avait été assez vive, mais les accidents n'en avaient été nullement modifiés (Obs. I).

Une application de sangsues avait amené pendant deux jours un peu de détente dans les douleurs (Obs. II). Même résultat à la suite de cette médication (Obs. I). Dans ce dernier cas on avait inutilement opposé les narcotiques et les antispasmodiques à de violentes crises de douleurs qui revenaient toutes les dix minutes et privaient le malade de sommeil.

Quant à la femme de l'observation V, l'avortement aurait peut-être permis sa guérison si elle n'avait été épuisée ; les matières auraient pu reprendre leur cours par cessation de la compression.

L'observation II montre la première tentative d'un traitement chirurgical. Une ponction exploratrice avait été faite au niveau de la fosse iliaque gauche où le chirurgien avait senti de la fluctuation et avait donné issue à des matières fécaloïdes. Mais une aggravation de la péritonite qui s'établissait depuis plusieurs jours fit rejeter l'opération de l'entérotomie.

Cette opération reste l'unique ressource dont la malade puisse profiter. Sans entrer dans les détails du manuel opératoire, nous l'examinerons en ce qu'elle présente de particulier au point de vue des indications.

Dupuytren avait remarqué, et M. Nélaton (Nélaton, *Pathol. chirurg.* t. IV. p. 475) a rapporté cette remarque que dans les étranglements internes, lorsque l'on vient à pratiquer l'entérotomie, le bout supérieur de l'intestin dis-

tendu par des gaz et des matières se présente naturellement
à l'ouverture des parois abdominales, et ce fait est généralement admis dans la science.

M. Desprès, dans un rapport sur l'observation de
M. Fontan, lu à la Société anatomique établit que ce précepte
général qui n'avait pas encore trouvé d'exception s'est
trouvé en défaut dans ce cas particulier. Voici la conclusion
de ce rapport.

« Deux considérations doivent ressortir de la pièce pré-
« sentée par M. Fontan. D'abord, en tenant compte des
« adhérences récentes qui constituaient l'étranglement sur le
« bout inférieur et des signes de péritonite observés pendant
« la vie, on peut s'expliquer la présence des gaz et des ma-
« tières dans leur anse du bout inférieur. Lorsque le pre-
« mier étranglement a eu lieu, les matières situées dans le
« bout inférieur tendaient à s'écouler vers le gros intestin,
« des adhérences unies à la péritonite engendrant un deu-
« xième étranglement, les matières ont été arrêtées dans
« le bout inférieur où elles se sont accumulées, et c'est par
« suite de nouvelles adhérences qu'un triosième étrangle-
« ment a enfermé dans l'anse déjà étranglée en bas les
« matières que les contractions de l'intestin étranglé plus
« haut y avaient amenées. Ceci admis, il ressortira une
« indication opératoire : Toutes les fois que dans le cours
« d'un étranglement intestinal une péritonite est évidente,
« il y a lieu de s'attendre à rencontrer des adhérences se-
« condaires, qui peuvent produire exceptionnellement des
« modifications dans le bout inférieur, et alors il deviendra

« nécessaire d'explorer les intestins découverts, et même de
« rechercher au milieu d'elles une anse très-distendue qui
« appartienne au bout supérieur, toutes les fois qu'une
« ponction avec un trocart explorateur, faite sur l'anse qui
« se présente, n'aura pas donné issue à des matières
« intestinales. »

———

mprimerie A. DERENNE, Mayenne. — Paris, rue Saint-Séverin, 25